AF233092

L'ACTUALITÉ OBSTÉTRICALE ET GYNÉCOLOGIQUE

COLLECTION PUBLIÉE SOUS LA DIRECTION DU Dr L. PIERRA

II

LE DIAGNOSTIC BIOLOGIQUE

DE LA GROSSESSE

PAR LA RÉACTION D'ABDERHALDEN

Par le Dr E. Gaujoux (de Nîmes),

ANCIEN INTERNE DES HÔPITAUX DE MONTPELLIER,

ANCIEN ÉLÈVE DE L'INSTITUT PASTEUR.

Un franc

PARIS

A. MALOINE, Éditeur

25-27, Rue de l'École-de-Médecine, 25-27

—

1914

L'ACTUALITÉ OBSTÉTRICALE

ET GYNÉCOLOGIQUE

Collection publiée sous la direction du Dr **Louis PIERRA**

Le titre même de cette collection indique le but qu'on se propose ici.

On croit faire œuvre utile en mettant sous les yeux des médecins praticiens, qui n'ont pas toujours le temps ni la possibilité de tout lire et de tout traduire, un exposé aussi complet qu'impartial des questions nouvelles qui ne cessent de solliciter leur attention. Les traités et manuels divers, dont quelques-uns sont excellents, ne peuvent évidemment, si fréquentes qu'on suppose leurs éditions, donner à ces questions nouvelles la place qu'elles mériteraient d'occuper : leur but est, d'ailleurs, de ne présenter que des notions déjà acquises et que l'on peut considérer comme classiques. Quant à nos journaux médicaux, souvent si parfaitement composés, ils n'offrent des nouvelles que dispersées, et l'actualité les presse à ce point qu'il leur est parfois difficile de compléter le lendemain l'étude de la veille.

C'est pour combler cette double lacune qu'a été créée cette nouvelle collection, où seront traitées successivement, sous la forme de monographies, et dans un délai aussi bref que possible, les grandes questions obstétricales et gynécologiques à l'ordre du jour.

A paru antérieurement, dans la même collection :

I. — **L'hémostase par constriction élastique de la taille en obstétrique et en gynécologie,** par le Dr L. Pierra, ancien moniteur de la Clinique d'accouchements et de gynécologie de la Faculté de médecine de Paris.

L'ACTUALITÉ OBSTÉTRICALE ET GYNÉCOLOGIQUE est publiée par fascicules comprenant une ou plusieurs feuilles in-8° demi-colombier, qui paraissent aussi régulièrement que possible, tous les **3 mois au moins** et sont vendus séparément au prix uniforme d'**UN FRANC**.

Pour recevoir régulièrement ces monographies, au fur et à mesure de leur publication, se faire inscrire chez l'éditeur, **M. A. MALOINE**, 25-27, rue de l'Ecole-de-Médecine, **Paris**.

Pour tout ce qui concerne la rédaction de ces monographies, s'adresser au Dr **L. PIERRA**, 258, boulevard Saint-Germain, Paris (de préférence le mercredi, de 3 à 5 heures).

II

LE DIAGNOSTIC BIOLOGIQUE
DE LA GROSSESSE
PAR LA RÉACTION D'ABDERHALDEN

Par le Dʳ E. GAUJOUX (de Nîmes),

Ancien interne des hôpitaux de Montpellier,
Ancien élève de l'Institut Pasteur.

C'est en 1912 qu'ABDERHALDEN fit connaître les recherches qu'il avait entreprises sur certaines réactions humorales spécifiques de la femme enceinte et affirma qu'on pouvait désormais faire un diagnostic biologique de la grossesse pendant tout le cours de la gestation et pendant les quinze jours qui suivent l'accouchement ou l'avortement. Nul ne songea à critiquer le principe même avancé par ABDERHALDEN : on admettait depuis longtemps que, comme l'avait affirmé TARNIER (1), « l'organisme est profondément modifié pendant la grossesse », et que « chez la femme enceinte, il n'y a peut-être pas une seule fibre ou une seule goutte de liquide qui n'éprouve quelque modification » ; on s'accordait à reconnaître, à la suite de nombreux travaux de clinique et de laboratoire, que la grossesse devait s'accompagner d'une série de réactions humorales. Mais, malgré toutes les recherches entreprises, on ne connaissait pas encore de moyen pratique de déceler ces réactions humorales spécifiques de la femme enceinte.

La réaction proposée par ABDERHALDEN, acceptable en principe, permettait elle vraiment le diagnostic biologique de la grossesse ?

La question était trop suggestive pour ne pas susciter des recherches

(1) TARNIER et BUDIN — L'art des accouchements, tome I, p. 242.

nouvelles, et, de fait, on s'empressa, surtout en Allemagne, de poursuivre la vérification des affirmations si catégoriques et si nettes d'ABDERHALDEN et de confirmer ou de critiquer l'exactitude, en même temps que la spécificité, de la réaction qu'il proposait. S'il était établi, en effet, que le diagnostic biologique de la grossesse était désormais possible, la réaction d'ABDERHALDEN prenait une importance considérable : d'une part, au point de vue pratique, en clinique comme en médecine légale, il serait fort à désirer qu'on pût avoir recours à une expérience de laboratoire donnant des indications rigoureuses et permettant de confirmer le diagnostic de grossesse ; d'autre part, pour l'étude scientifique de la physiologie de la grossesse, il serait particulièrement utile de connaître le processus exact et la cause première de cette réaction humorale spécifique de la grossesse et de pouvoir en étudier l'existence ou la modification au cours des différents états pathologiques de la grossesse.

Il faut reconnaître que les recherches poursuivies dans ces derniers mois, malgré leur nombre déjà considérable, ne permettent pas encore de fixer définitivement la valeur de la réaction d'ABDERHALDEN ; il n'est pourtant que plus utile d'en connaître le principe et la technique, d'analyser les résultats déjà publiés et de déterminer quelques-unes des questions qui se posent : c'est ce que nous essaierons de faire brièvement dans les pages qui suivent.

I. — Principe de la réaction d'Abderhalden.

On sait que, normalement, les albumines alimentaires sont non seulement transformées, comme on le disait autrefois, mais réellement détruites par les ferments digestifs ; on interprète dès lors, de la façon suivante (1), la digestion des albumines alimentaires : « 1° ingestion d'une albuminoïde hétérogène empruntée au règne animal ou végétal ; 2° démolition de cette albuminoïde en fragments capables d'être utilisés par l'organisme ; 3° assemblage de ces fragments pour la reconstitution de l'albuminoïde spécifique de l'individu ». En résumé, les albumines alimentaires sont détruites parce que toxiques en elles-mêmes, en tant qu'étrangères à l'organisme qui les a absorbées ; ce sont les matériaux de désintégration qui serviront à la construction de nouvelles albumines spécifiques du sujet lui-même, et alors seulement assimilables.

On ne devait pas tarder à se demander si ces phénomènes de désagrégation et même de destruction des albumines étrangères à l'organisme se produisaient quand ces albumines étaient introduites non plus dans le tube digestif, mais directement dans le courant circulatoire, par injection

(1) LEMATTE. — Désintégration de l'albuminoïde. *La Presse médicale*, 1913, p. 1.006.

intra-veineuse ou par injection sous-cutanée. WEINLAND (1) montra que si on introduit une solution de saccharose dans la circulation sanguine d'un chien, on ne tarde pas à y voir apparaître des sucres modifiés qui supposent une digestion du saccharose par l'invertine, laquelle n'existait pourtant pas normalement dans le sang et y apparaît seulement pour digérer, c'est-à-dire pour détruire l'albumine étrangère introduite dans l'organisme par la solution de saccharose. HEILNER (2), de son côté, montra ultérieurement que l'injection de séralbumine dans l'organisme d'un animal suscite l'élaboration d'un ferment qui défend l'organisme contre l'albumine étrangère en la digérant, en la détruisant. L'analogie de ce fait était frappante avec celui qu'avait signalé BORDET (3), montrant que le sérum des animaux auxquels on injectait, à doses déterminées et répétées, des globules sanguins d'une espèce étrangère, acquérait la propriété de détruire les globules sanguins de cette espèce et que cette propriété était due à des substances élaborées, véritables anticorps que l'on pouvait assimiler à des ferments. Ce fait, lui-même, était la conséquence des travaux de l'école pastorienne, établissant que l'organisme vivant se défendait contre l'attaque des microbes pathogènes par la production d'anticorps spécifiques à chaque microbe pathogène.

De toutes ces recherches, il semble donc résulter que les anticorps, le terme étant pris dans son sens général, pourraient être considérés comme le mode de défense physiologique de l'être vivant contre toute albumine étrangère, organisée ou non, introduite dans son organisme — ce qui explique les termes dont se servent en particulier WEINLAND et HEILNER : « schutzferments », ferments de défense, puisqu'ils détruisent les albumines étrangères à l'organisme ; « immunferments », ferments immunisants, puisqu'ils assurent l'immunisation de cet organisme contre l'élément toxique introduit sous forme d'albumine étrangère.

Tandis que ces faits étaient établis, des recherches bien différentes étaient poursuivies, tendant à montrer que, durant la grossesse, des albumines étrangères passent du placenta dans l'organisme maternel ; c'est ainsi que SCHMORL (4) signalait, dans les artères pulmonaires d'une femme morte d'éclampsie, l'existence de grosses cellules syncitiales. Cette découverte servit d'abord à édifier une étiologie de l'éclampsie ; mais, ultérieurement, VEIT (5) montra que le même fait se produisait dans la grossesse normale et que durant tout le cours de la gestation des

(1) WEINLAND. — *Zeitschrift für biologie,* 1906, tome 48.
(2) HEILNER. — *Zeitschrift für biologie,* 1908, tome 50.
(3) BORDET. — *Annales de l'Institut Pasteur,* octobre 1898.
(4) SCHMORL. — Recherches anatomo-pathologiques sur l'éclampsie. Leipzig, 1893.
(5) VEIT. — La circulation des cellules choriales. Wiesbaden, 1905.

fragments cellulaires chorio-épithéliomes pénétraient dans la circulation maternelle.

Ce fait, reconnu exact, s'explique d'ailleurs très simplement par le mode même de fixation de l'œuf. Les observations d'anatomie microscopiques faites par de nombreux auteurs, et en particulier par Eternod (1) et par Peters (2), ont montré que, dès les premiers jours de la gestation, l'œuf se fixe dans le derme utérin au moyen de nombreuses villosités choriales qui baignent dans le sang maternel apporté par les capillaires utérins dilatés ; l'accroissement cellulaire rapide de la couche syncitiale qui enveloppe les villosités choriales, en même temps que la congestion des capillaires utérins, expliquent que dès le début de la gestation des fragments cellulaires tombent de la couche syncitiale dans le courant circulatoire maternel. Plus tard, lorsque le placenta est complètement formé et que les villosités choriales baignent dans les lacs sanguins des espaces intervilleux, elles subissent de continuelles oscillations qui détachent mécaniquement des fragments ou même des îlots de cellules chorio-épithéliales ainsi jetées dans le courant circulatoire maternel : ce sont là autant d'albumines étrangères à l'organisme maternel et qui pénètrent sans cesse dans le sang.

Abderhalden, admettant, d'une part, que, durant la grossesse normale, des albumines étrangères étaient jetées dans l'organisme maternel, d'autre part, que l'organisme maternel se défendait contre ces albumines étrangères par l'élaboration d'un ferment protecteur spécifique, chercha un moyen de reconnaître l'existence de ce ferment. Celui-ci devait essentiellement avoir une activité protéolytique tendant à détruire, à digérer les éléments chorio-épithéliaux des villosités placentaires ; il fallait donc, pour en prouver l'existence, démontrer que le sérum de la femme enceinte était capable et était seul capable de détruire les albumines placentaires.

Dans ce but, il imagina deux méthodes : celle du polarimètre et celle du dialyseur.

La première, qu'Abderhalden (3) étudia d'abord, est basée sur le fait

(1) Eternod. — *Archives des sciences physiques et naturelles.* Genève, 1906.

(2) Peters. — *Archiv für mikroskopische anatomie*, 1908.

(3) Abderhalden. — *Ferments protecteurs de l'organisme animal.* Berlin, 1912.
Abderhalden et Kiutsi. — *Zeitschrift für physiologische chemie*, 1912, vol 77, p. 249.
Abderhalden. — *Ibid.*, 1912, vol. 81, p. 90.
Abderhalden. — *Handbuch der biochemischen arbeitsmethoden*, 1912, vol. V, p. 575, et vol. VI, p. 231.
Abderhalden. — *Münchener medizinische wochenschrift*, 1912, n° 24, 36, 40.
Abderhalden. — *Deutsche medizinische wochenschrift*, 1912, n° 14, 46, 48.
Abderhalden et Weill. — *Berliner tierarzte wochenschrift*, 1912, n° 36, p 665, et 42, p. 774.
Abderhalden. — *Münchener medizinische wochenschrift*, 1913, n°s 8, 9, 13.
Abderhalden. — *Gynäkologische rundschau*, 1913, n° 13.

que les divers matériaux de désintégration des albumines ont un pouvoir rotatoire différent sur le plan de polarisation de la lumière : si donc on met à l'étuve, à 37°, durant 24 heures, du sérum de femme enceinte avec une préparation claire d'albumine placentaire, ce sérum contenant des ferments digestifs, des albumines placentaires, on en constatera la présence au polarimètre, par suite d'une modification du plan de polarisation de la lumière, au cours des 24 heures. ABDERHALDEN déclare avoir toujours obtenu de bons résultats avec cette méthode de recherches ; mais il reconnaît qu'elle comporte de grosses difficultés : difficultés de préparer une peptone placentaire qui permette l'examen au polarimètre, difficultés de posséder un appareil spécial pour ces recherches, difficultés enfin pour établir exactement la courbe de modification du plan de polarisation de la lumière durant les 24 heures. ABDERHALDEN a donc reconnu bien vite que cette méthode, quoique rigoureuse scientifiquement, ne peut guère être appliquée pratiquement en clinique, et il a insisté pour qu'on s'en tienne à la méthode du dialyseur.

Cette seconde méthode est basée sur le fait que les albumines placentaires ne peuvent pas passer à l'état naturel à travers la membrane d'un dialyseur, mais, si ces albumines placentaires sont digérées par le ferment spécifique contenu dans le sérum des femmes enceintes, elles sont transformées en peptones et acides aminés, qui peuvent passer à travers le dialyseur et dont on peut ensuite constater la présence dans le liquide qui entourait le dialyseur, grâce à un réactif colorant. Il suit, de là, qu'on obtiendra une réaction positive si le sérum essayé contenait du ferment, c'est-à-dire appartenait à une femme enceinte, tandis que la réaction sera négative dans le cas contraire. ABDERHALDEN affirme que cette méthode de diagnostic biologique de la grossesse est aussi rigoureuse que la précédente ; mais, comme elle est beaucoup plus facilement réalisable, il conscille de s'en tenir à elle seule : elle demeure pourtant très délicate à pratiquer et exige à la fois un matériel de recherches spécial et une technique rigoureuse.

II. — Matériel nécessaire pour la réaction d'Abderhalden.

Il faudra d'abord préparer un **placenta** : on choisira un placenta frais, appartenant à une femme en bonne santé et obtenu à la suite d'un accouchement normal ; on supprimera cordon et membranes, pour ne conserver que le bloc chorial, qui est ensuite découpé en petits morceaux ayant la dimension d'une pièce de un franc environ. Reste à débarrasser ces petites masses placentaires de tout le sang qu'elles contiennent : le plus simple est de les placer dans un morceau de gaze et de les laver à l'eau courante distillée jusqu'à ce qu'elles perdent toute coloration rosée ; il faut pour cela bien près d'une heure, et il est utile que le courant d'eau dont on se sert soit assez fort. On se trouvera bien, pour obtenir un lavage complet des fragments placentaires, de les m ttre, en terminant, dans une solution de chlorure de sodium à 0,9 pour 1.000 et de les exprimer à plusieurs reprises. Quand ils sont complètement privés de sang, on les fait bouillir dans deux litres d'eau environ, en y ajoutant quelques gouttes d'acide acétique ; si les fragments placentaires ou l'écume de l'eau prennent une coloration brunâtre, c'est que le placenta contient encore du sang, et il faut revenir sur le premier temps de l'opération pour le parfaire ; si, au contraire, on constate que ce premier temps a été complètement réalisé, on prend le tissu placentaire qu'on égoutte, et qu'on met à bouillir à nouveau pendant 5 minutes dans de l'eau : cette eau est alors passée sur un papier filtre, on met 5 cm³ du liquide filtré dans un tube à essai, et on y ajoute 1 cm³ de solution de ninhydrine à 1 o/o. Si une coloration bleue apparaît soit à l'ébullition, soit pendant la demi-heure qui suit l'ébullition, c'est que le placenta donne à lui seul une solution qui réagit positivement à la ninhydrine ; il faut alors le faire bouillir à nouveau en changeant l'eau jusqu'à ce qu'en répétant l'essai qui précède, le filtrat obtenu ne prenne aucune coloration avec la ninhydrine ou soit seulement jaunâtre.

On a alors des fragments placentaires utilisables pour la réaction ; pour les conserver, il suffit de les mettre dans un récipient en verre, stérilisé, contenant de l'eau distillée chloroformée, avec une couche de toluène pur ; on ferme le récipient avec un bouchon de verre, et on le place dans la glacière ou en tout cas dans un endroit frais. Si on a pris les précautions nécessaires pour éviter toute contamination au cours des manipulations et pour la conservation des fragments placentaires préparés, on pourra s'en servir pendant plusieurs mois.

Le **sérum** que l'on veut mettre en expérience, pour savoir s'il appartient à une femme enceinte ou non, sera obtenu par ponction veineuse suivant la technique habituelle et en prenant toutes les précautions d'asepsie indispensables. Il faut retirer au moins 10 cm³ de sang, afin d'avoir un minimum de 3 à 5 cm³ de sérum. Si c'est nécessaire, on pourra centrifuger le sang à petite vitesse pour obtenir le sérum utile ; mais il est indispensable que ce sérum ne contienne pas de traces d'hémoglobine et qu'il ne donne pas à lui seul une coloration bleue par l'ébullition avec la solution de ninhydrine, s'il en était ainsi, il serait absolument inutilisable, et il faudrait s'en procurer une nouvelle quantité.

Comme **réactif** permettant de déceler le passage à travers le dialyseur des albumines placentaires digérées par le ferment protéolytique spécifique, ABDERHALDEN s'est d'abord servi de la solution employée dans la réaction du biuret (potasse à 1/10 et sulfate de cuivre à 1/100) ; mais, cette technique donnant parfois des résultats douteux ou délicats à interpréter, ABDERHALDEN eut recours à un produit chimique spécial, la « ninhydrine », qui, en solution à 1 o/o, donne à l'ébullition une coloration bleue caractéristique avec les albumines, peptones, acides aminés. La ninhydrine est livrée par certaines maisons industrielles [en particulier Farbenwerke von Meister Lucius et Brüning, Hoechst à M , et laboratoires Duputel, à Creil (Oise)], dans de petits flacons contenant o gr. 1 de ce produit ; il suffit donc d'ajouter 10 cm³ d'eau distillée pour avoir une solution à 1 o/o ; la solution ainsi obtenue est instable, et il faut la conserver à l'abri de la lumière, dans des flacons colorés et à la glacière. Pour prendre la quantité nécessaire au moment de l'expérience (1 à 2 cm³ suivant les cas), on se servira de pipettes graduées en verre qui auront été préalablement stérilisées.

Comme **dialyseur**, ABDERHALDEN, à la suite d'essais divers, conseille de se servir de tubes spéciaux n° 579 a, fabriqués par la maison Scheicher et Schull, de Düren, Rheinland. Encore est-il nécessaire de s'assurer que ces tubes à dialyse sont bien réellement utilisables pour la réaction : il faut pour cela constater, d'une part, qu'ils ne laissent pas passer les albumines du sérum et que, d'autre part, ils laissent passer les albumines placentaires digérées par le ferment spécifique du sérum de femme enceinte ; il en sera ainsi si les tubes à dialyse, ayant été stérilisés, peuvent contenir du sérum sans que l'eau qui les entoure donne la réaction colorée à la ninhydrine à 1 o/o, et, d'autre part, si en remplaçant le sérum par une solution de peptone WITTE à 1 o/o, on obtient avec l'eau qui entoure le tube à dialyse la réaction colorée.

Il importe de remarquer que tout le matériel nécessaire à la réaction doit être rigoureusement aseptique et que toutes les manipulations seront faites avec une propreté méticuleuse, absolument indispensable pour obtenir des résultats précis et exacts.

III. — Technique de la réaction d'Abderhalden.

On prend avec une pince un fragment placentaire de la grosseur d'un haricot, préparé comme il a été indiqué ; on le lave à l'eau stérilisée, et on le fait bouillir, avec 5 fois son volume d'eau, pendant 5 minutes ; le liquide filtré ne doit pas donner de coloration bleue avec la solution de ninhydrine à 1 o/o. Cet essai, fait avant de commencer la réaction proprement dite, permet de s'assurer qu'on peut se servir du placenta préparé et conservé.

On place alors ce fragment dans un des tubes à dialyse qu'on a vérifiés et on y ajoute 2 à 3 cm³ du sérum mis en expérience. La technique sera simplifiée si on se sert du placentapeptone, préparé par le laboratoire Duputel, de Creil : il suffira alors de préparer une solution de peptone placentaire à 5 o/o avec du sérum physiologique à 0,9 o/o, et pour cela de dissoudre, par exemple, aseptiquement 1 gramme de placentapeptone dans 20 cm³ de sérum physiologique ; on peut conserver cette solution en la recouvrant d'une couche de toluène ; au moment de l'expérience, on prend, avec un tube gradué, 1 cm³ de la solution qu'on met dans le tube à dialyse, en même temps que 1 cm³ du sérum mis en expérience.

Le tube à dialyse, ayant été lavé extérieurement à l'eau stérilisée, est placé dans un récipient contenant environ 30 cm³ d'eau distillée à 37°. La réaction sera facilitée si on se sert comme récipient d'un entonnoir ayant un tube en caoutchouc fermé par une pince ; on pourra ainsi faire couler l'eau du dialyseur sans la mélanger au toluène qui recouvre l'eau distillée pendant l'expérience. On s'assure que le sérum du tube et l'eau du récipient sont au même niveau, on recouvre les deux liquides d'une couche de toluène pour que la réaction se fasse à l'abri de l'air, et on place le tout à l'étuve à 37°5 pendant 18 heures à 24 heures ; il est utile, pour permettre un contrôle sérieux de l'expérience, de mettre à l'étuve, en même temps que le récipient contenant le tube à dialyse avec placenta et sérum, un second récipient contenant un tube à dialyse avec seulement du sérum et un troisième récipient contenant seulement du placenta et de l'eau distillée.

Après 20 heures d'incubation à l'étuve, on prend 10 cm³ d'eau contenue dans le récipient, en ayant soin de ne pas prendre en même temps du toluène : on met ces 10 cm³ dans un tube à essai, et on ajoute 0 gr. 20 (soit un cinquième de cm³) de solution de ninhydrine à 1 o/o, on fait bouillir le tout pendant 1 minute, puis on laisse refroidir. Si une coloration bleue apparaît, la réaction est positive : le sérum contenait le ferment spécifique qui a agi sur les albumines placentaires et a permis le passage des produits de transformation à travers le tube à dialyse dans l'eau du récipient ; la femme était donc enceinte. Si, au contraire, la solution reste incolore ou très légèrement jaunâtre, la réaction est négative : le sérum mis en expérience ne contenait pas de ferment spécifique, et la femme qui l'a donné n'était pas enceinte. Pour qu'on puisse être assuré que la réaction positive est bien due au ferment du sérum, il faut que l'on obtienne, avec les deux autres dialyseurs mis en expérience, une réaction négative.

Reste à savoir ce que peut donner, en pratique, l'application de cette technique.

IV. — Résultats donnés par la réaction d'Abderhalden.

ABDERHALDEN (1) s'est lui-même servi de la méthode du dialyseur pour réaliser près de 300 réactions ; il déclare que les résultats donnés par les recherches de laboratoire ont toujours concordé soit avec l'évolution clinique ultérieure, alors qu'il s'agissait de grossesses encore peu avancées au moment de l'examen de laboratoire, soit avec les constatations opératoires, alors qu'il s'agissait d'une grossesse tubaire et que la réaction avait permis d'éliminer le diagnostic d'annexite. ABDERHALDEN rapporte pourtant un cas dans lequel, à la suite d'une réaction positive, on opéra comme s'il y avait grossesse tubaire et on trouva une salpingite ; mais il y avait eu absence de règles, les seins contenaient du colostrum, l'utérus était agrandi, et ABDERHALDEN admet qu'il y avait eu réellement grossesse avec avortement suivi d'infection annexielle.

Tandis qu'ABDERHALDEN poursuivait ses recherches, nombre d'auteurs rapportaient aussi les excellents résultats qu'ils obtenaient eux-mêmes.

HAENKEL (2), sur 40 cas étudiés, n'a pas constaté une seule erreur de diagnostic ; SCHLIMPERT et HENDRY (3) ont réalisé un très grand nombre d'expériences en suivant les différentes techniques proposées par ABDERHALDEN, et, avec la dernière, ils ont toujours obtenu une réaction positive avec 28 sérums de femmes enceintes, et toujours une réaction négative avec 39 sérums de femmes non enceintes ; ils ont eu, en outre, une réaction positive avec le sérum de femmes dont l'accouchement datait de moins de 14 jours. SCHLIMPERT (4) a rapporté ultérieurement au *Congrès des gynécologues allemands*, à Halle, le résultat d'expériences entreprises avec le sérum des animaux et qui, quoique nécessitant de nouvelles recherches, lui auraient donné des résultats à la fois exacts et nets en opérant avec du sérum et du placenta de brebis ou de jument.

EPSTEIN (5) eut toujours des résultats positifs avec le sérum des femmes enceintes, des résultats négatifs avec d'autres sérums ; il ne signale que 3 erreurs sur plus de 100 expériences.

DECIO (6), sur 110 expériences, eut toujours une réaction positive pour les 45 sérums de femmes enceintes et presque toujours une réaction négative en l'absence de grossesse.

EKLER (7) a toujours eu des résultats exacts pour 25 femmes non encein-

---

(1) Cf. : PETRI. — *Zentralblatt für gynäkologie*, 1913 n° 7.

(2) HAENKEL. — *Archiv für gynäkologie*, t. 99, vol. I

(3) SCHLIMPERT et HENDRY. — *Münchener medizinische wochenschrift*, 1913, n° 13.

(4) SCHLIMPERT. — *Gynäkologische rundschau*, 1913, n° 13.

(5) EPSTEIN. — *Wiener klinische wochenschrift*, 1913, n° 17.

(6) DECIO. — *Gynäkologische rundschau*, 1913, n° 12.

(7) EKLER. — *Wiener klinische wochenschrift*, 1913, n° 18.

tes et 37 enceintes ; la plupart de ces dernières étaient au début de leur grossesse ; il y avait 4 grossesses ectopiques et 6 avortements.

Stange (1) rapporte que, sur 73 réactions qu'il a pratiquées, il n'a jamais pu constater d'erreurs ; de même, Rubsamen (2), à la suite de plus de 100 réactions, portant sur 94 cas, n'a jamais observé de discordance entre les données de la clinique et celles du laboratoire ; il a remarqué, d'autre part, que sur 13 cas d'éclampsie, 10 particulièrement graves donnèrent une réaction positive faible, et il émet l'hypothèse que la netteté de la réaction dans l'éclampsie pourrait servir à poser un pronostic moins défavorable.

Schiff (3), sur 49 examens de laboratoire, eut toujours une réaction positive quand il y avait grossesse ou suites de couches récentes, et une réaction négative quand il n'y avait pas grossesse. Lichtenstein (4) a rapporté aussi, au Congrès de Halle, les résultats qu'il a obtenus dans 74 réactions d'Abderhalden par dialyse : 40 femmes étaient enceintes, et leur sérum donna dans tous les cas, sauf un, une réaction positive alors même, qu'il s'agissait parfois d'éclamptiques ou de grossesses extra-utérines ; 34 femmes n'étaient pas enceintes et avaient des cancers, des fibromes, des kystes, des annexites : leur sérum donna toujours une réaction négative. Lichtenstein eut aussi l'idée de mettre en expérience le sérum du cordon, le liquide amniotique, le liquide cérébro-spinal, mais eut toujours une réaction négative.

Veit (5) admet que la réaction d'Abderhalden a, pour le diagnostic, une valeur réelle : elle permet, en particulier, d'affirmer la grossesse ecto-pique ; il rapporte aussi un cas dans lequel le diagnostic différentiel entre grossesse et fibrome était impossible cliniquement : la réaction étant négative, on décida d'intervenir et on trouva, en effet, un fibrome.

Iellenghaus et Losee (6), à la suite d'un très grand nombre d'expériences (plus de 500) faites avec des techniques différentes, ont obtenu, avec la méthode exacte d'Abderhalden, sur 89 sérums de femmes enceintes, 5,5 o/o de réactions négatives.

Mc Cord (7), ayant réalisé 240 réactions, a eu de même 5 o/o d'erreurs ; et il remarque lui-même que ce pourcentage si faible d'erreurs peut très bien tenir à un défaut de technique, d'autant qu'il s'est toujours servi

(1) Stange. — Münchener medizinische wochenschrift, 1913, n° 20.

(2) Rubsamen. — Münchener medizinische wochenschrift, 1913, n° 21, et Gynäkologische rundschau, 1913, n° 13.

(3) Schiff. — Münchener medizinische wochenschrift, 1913, n° 22, et Gynäkologische rundschau, 1913, n° 13.

(4) Lichtenstein. — Münchener medizinische wochenschrift, 1913, n° 23, et Gynäkologische rundschau, 1913, n° 13.

(5) Veit. — Zeitschrift für geburtshülfe und gynäkologie, vol. 72, t. 2.

(6) Iellenghaus et Losee. — Bulletin of the Lying-in hospital, 1913.

(7) Mc Cord. — Surgery, gynecology and obstetrics, avril 1913,

de fragments placentaires desséchés ; il ajoute, d'autre part, que les expériences qu'il a faites avec des sérums d'animaux ne l'ont pas encouragé à poursuivre des recherches dans ce sens.

ZAWORSKI (1) a apporté récemment une contribution intéressante : non seulement il a obtenu, dans 40 cas de grossesse normale, une réaction positive et, dans 27 cas où il n'y avait pas grossesse, une réaction négative ; mais, en outre, il a pu poursuivre des recherches spéciales : il a constaté, en particulier, que dans 3 cas de vomissements incoercibles de la grossesse et dans 2 cas d'éclampsie, le sérum donna toujours une réaction très faiblement positive, alors que les tubes témoins prouvaient la valeur de l'expérience. Il pense que deux hypothèses peuvent être émises pour expliquer ce fait, déjà signalé par STANGE : il se peut que, dans les vomissements incoercibles et dans l'éclampsie, l'organisme maternel produise des quantités insuffisantes de ferments protecteurs ; il se peut aussi que le ferment élaboré en quantité suffisante détruise les albumines placentaires de façon anormale, causant ainsi les symptômes pathologiques observés. Il s'agit là évidemment d'hypothèses qu'il reste à vérifier, mais qui n'en sont pas moins suggestives et qui s'accordent parfaitement avec les divers essais de sérothérapie avec sérum de femme enceinte normale proposée au cours de certaines toxémies de la grossesse.

D'autre part, ZAWORSKI, ayant pu examiner 5 cas de grossesse extra-utérine, obtint dans deux cas une réaction positive et dans trois cas une réaction négative. Ces données du laboratoire, d'abord inexplicables, purent être interprétées de façon très suggestive par les observations cliniques qu'il rapporte tout au long, et par les caractères anatomiques des lésions constatées à l'intervention : lorsqu'il s'agit de grossesse ectopique encore en voie de développement et, par conséquent, donnant à l'organisme maternel des albumines placentaires, la réaction est positive, mais lorsqu'il s'agit de grossesse ectopique dont le développement est arrêté depuis plus de 15 jours, la réaction est négative.

A côté des auteurs qui ont rapporté des résultats si nettement favorables à l'exactitude et à la valeur de la réaction d'ABDERHALDEN, il en est d'autres qui ont signalé la fréquence des erreurs de diagnostic qu'elle suscite : c'est ainsi que FRANZ (2) et HARISCH (3) ont fait remarquer les premiers qu'ils avaient obtenu une réaction positive dans des cas d'épithélioma du col ; LINDIG (4) a bien obtenu une réaction positive avec le sérum de femmes enceintes, mais il l'a obtenue aussi avec le sérum de

(1) ZAWORSKI. — *Gynäkologische rundschau*, 1913, n° 16.
(2) FRANZ. — *Münchener medizinische wochenschrift*, 1912, n° 31.
(3) FRANZ et HARISCH. — *Wiener klinische wochenschrift*, 1912, n° 39
(4) LINDIG. — *Münchener medizinische wochenschrift*, 1913, n° 6,

femmes atteintes de cancers ou d'autres tumeurs, et il en conclut que la réaction n'est nullement spécifique ENGELHORN (1) affirme même que la réaction ne peut servir au diagnostic, et, de fait, avec le sérum de femmes enceintes, il a eu 11 réactions négatives sur 60, et, avec le sérum de femmes non enceintes, 31 réactions positives sur 48 ; à côté de cette proportion si considérable d'erreurs, il signale les résultats positifs qu'il obtenait en remplaçant les fragments placentaires par du tissu cancéreux ou de la substance ovarienne.

FREUND et BRAHM (2), sur 99 expériences faites avec des sérums de femmes enceintes, eurent seulement 66 réactions positives, soit 34 o/o d'erreurs ; les recherches faites dans 17 cas d'éclampsie ne leur donnèrent aucune indication précise ; et sur 3 cas de grossesse ectopique, un seul réagit positivement, tandis que sur 4 annexites inflammatoires, il y avait aussi une réaction positive.

FRANK et HEIMANN (3) obtinrent bien une réaction positive dans les cas de grossesse, mais ils constatèrent que le sérum réagissait tout aussi bien au tissu cancéreux qu'au fragment placentaire, et, en outre, le sérum des femmes atteintes de cancer réagit positivement 14 fois sur 18, en mettant dans le tube à dialyse du tissu cancéreux ; le sérum de 2 femmes atteintes de cancer de l'utérus réagit même positivement au tissu placentaire, et le sérum d'un homme qui paraissait normal réagit positivement au tissu carcinomateux.

MARKUS (4), après avoir eu 20 réactions positives avec 20 sérums de femmes enceintes, eut aussi, en employant toujours les fragments placentaires, 4 réactions positives sur 11 sérums de sujets carcinomateux. En outre, vis-à-vis du tissu cancéreux, 5 sérums cancéreux sur 8 ont été positifs, et 2 sérums gravidiques sur 7 l'ont été aussi. BEHNE (5) eut de même 39 réactions positives avec 40 sérums de femmes enceintes, mais, opérant avec 30 sérums de femmes non enceintes, atteintes de lésions génitales, il eut 13 réactions positives. Ultérieurement, avec la technique modifiée d'ABDERHALDEN, il a de même, avec 66 sérums de femmes non enceintes, 13 réactions positives ; les sérums de 3 hommes atteints de tuberculose avancée lui donnèrent aussi une réaction positive. SCHÆFER (6), de son côté, ayant réalisé 123 réactions, obtint, dans 62 cas de grossesse, 60 réactions positives, mais, dans 61 cas où il n'y avait pas

(1) ENGELHORN. — *Münchener medizinische wochenschrift*, 1913, n° 11.
(2) FREUND et BRAHM. — *Ibid.*, 1913, n° 13.
(3) FRANK et HEIMANN. — *Berliner klinische wochenschrift*, 1913, n° 14.
(4) MARKUS. — *Ibid.*, 1913, n° 17.
(5) BEHNE. — *Zentralblatt für gynäkologie*, 1913, n° 17.
(6) SCHÆFER. — *Ibid.*, 1913, n° 23.

grossesse, il y eut aussi 11 réactions positives, et, en particulier, sur 23 cas de tumeurs, il eut 9 réactions positives.

WILLIAMS et PEARCE (1), appliquant la dernière technique conseillée par ABDERHALDEN, ont obtenu une réaction positive nette avec 28 sérums de femmes enceintes et 8 sérums de parturientes, mais ils obtinrent aussi assez souvent une réaction positive en remplaçant le tissu placentaire par d'autres substances (rein, cœur, utérus), et même en se servant de rein de chien ; en outre, le sérum de certains individus malades, mis en contact suivant la technique avec du tissu placentaire ou d'autres tissus, leur donna parfois une réaction positive.

A la Clinique Tarnier, sous la direction du professeur BAR, DAUNAY et ECALLE (2) ont étudié la réaction d'ABDERHALDEN : dans une première série d'expériences, 24 sérums de femmes enceintes, dans une seconde série 31 et dans une troisième série 33 leur ont toujours donné une réaction positive pour un total de 119 expériences ; mais, sur 51 expériences faites par ECALLE avec le sérum de femmes non enceintes, il y eut aussi 16 réactions positives, parmi lesquelles on trouve signalées : 4 appendicites, 9 salpingites, 1 kyste de l'ovaire, 1 fibrome, 1 bartholinite. Il paraît donc légitime de conclure que « le sérum, en dehors de la grossesse, peut donner, avec le placenta, une réaction positive ». Cette conclusion ressort également des résultats obtenus par PARSAMOFF (3), qui a observé une réaction positive dans 4 cas de salpingites sur 7, dans 3 pyosalpinx sur 3, dans 3 kystes sur 3, dans 3 myomes sur 3, dans 4 cancers de l'utérus sur 6.

Notons enfin que, contrairement à la plupart des auteurs, SABIN (4) n'a pas toujours obtenu une réaction positive en cas de grossesse, puisque, sur 43 sérums de femmes enceintes, il y eut 4 réactions négatives, mais, par contre, la réaction fut négative pour 16 sérums appartenant à des femmes qui, cliniquement, n'étaient pas enceintes ; la réaction fut également négative pour une femme enceinte de 3 mois ayant des vomissements abondants ; l'auteur fait enfin remarquer qu'il y eut réaction positive pour les sérums de 5 femmes accouchées depuis moins de 15 jours et pour les sérums de 3 femmes chez lesquelles l'avortement ou la rupture de l'œuf n'excédaient pas huit jours.

Comment expliquer que les résultats obtenus par certains auteurs semblent donner à la réaction d'ABDERHALDEN une valeur spécifique dans le diagnostic de la grossesse, tandis que les résultats obtenus par

(1) WILLIAMS et PEARCE. — *Surgery, gynecology and obstetrics*, avril 1913.

(2) ECALLE. — *Société d'obstétrique et de gynécologie de Paris*, 7 juillet 1913 et 5 décembre 1913.

(3) PARSAMOFF. — *Vratchebnaia gazeta*, 1913, nos 20 et 21.

(4) SABIN. — *La Presse médicale*, 1913, p. 1015.

d'autres auteurs, sans nier la valeur de la réaction, mettent en doute sa spécificité? Abderhalden (1) n'hésite pas à affirmer que les erreurs de diagnostic signalées par certains auteurs tiennent essentiellement aux fautes de technique : on se sert de sérum mal centrifugé et hémolysé en partie ; les tubes à dialyse ont été éprouvés de façon insuffisante ; les substances organiques mises dans le dialyseur sont mal préparées et contiennent, avant le début de la réaction, des substances qui réagissent à la ninhydrine.

Il est de fait que, l'expérience décrite exigeant une technique rigoureuse et des soins minutieux, les erreurs sont faciles. Nombre d'auteurs ont reconnu qu'ils en commettaient, alors qu'ils ne suivaient pas la dernière technique conseillée par Abderhalden : c'est ainsi que Heaney et Davis (2), dans une première série d'expériences, constatèrent, sur 11 cas, 5 erreurs, mais ultérieurement, en suivant plus rigoureusement la technique indiquée, ils eurent seulement 2 erreurs sur 17 expériences. Le professeur Bar reconnaît que, dans une première série d'expériences, les résultats obtenus à la clinique Tarnier étaient « tout à fait confus », et ce n'est que lorsqu'on appliqua la méthode rigoureuse observée à Halle par Daunay et Ecalle, qui en rapportèrent les dialyseurs nécessaires, qu'on put obtenir des résultats nets et bien dignes d'être remarqués. A côté des causes d'erreurs mentionnées par Abderhalden, signalons une cause d'erreur dont il faut tenir compte : certains auteurs, étonnés d'avoir une réaction positive alors que, cliniquement, on s'attendait à une réaction négative, constatèrent que l'eau du dialyseur avait été contaminée au cours de l'expérience et contenait des germes en grand nombre, comme le prouvait l'examen au microscope. Aschner (3) nous paraît donc avoir raison de dire que la réaction d'Abderhalden comporte des difficultés réelles qui expliquent bien des erreurs.

Il demeure pourtant bien difficile d'expliquer seulement par des erreurs de technique tous les résultats inexacts rapportés par nombre d'auteurs, et, comme le dit le professeur Bar, « le fait que l'on peut, dans des cas où il n'y pas grossesse, observer, par la réaction d'Abderhalden, un résultat positif, réduit l'utilisation de ce procédé de laboratoire pour diagnostic de la grossesse ». La remarque est d'autant plus importante que plusieurs auteurs ont signalé la fréquence avec laquelle ils obtenaient une réaction positive en employant le sérum de sujets atteints de cancer. On serait évidemment tenté d'en conclure que le cancer, apparaissant dans

(1) Abderhalden. — *Op. cit.*, et surtout Communication au Congrès de Halle, mai 1913, in *Gynäkologische rundschau*, 1913, n° 12.
(2) Heaney et Davis. — *The american journal of obstetrics*, septembre 1913.
(3) Aschner. — *Berliner klinische wochenschrift*, 1913, n° 27.

l'organisme comme un parasite, rejette dans le courant circulatoire des albumines étrangères qui suscitent l'élaboration de ferment de défense ; cette hypothèse ferait admettre la possibilité d'appliquer la méthode d'Abderhalden au diagnostic du cancer et même des différents types de tumeurs. Mais, en attendant que cette hypothèse se trouve vérifiée, il n'en demeure pas moins que les sujets cancéreux donnent un sérum qui réagit parfois positivement au placentapeptone. Pour expliquer le fait, certains auteurs ont rappelé les rapports qui existent entre les cellules chorio-épi· théliales et certaines cellules cancéreuses. Maccabruni (1) a obtenu une réaction positive dans un cas de môle hydatiforme, et les études récentes sur le carcinome placentaire (2) s'accordent à signaler la transformation de la cellule choriale en cellule cancéreuse ; Labbé (3), résumant ces faits, conclut : « le carcinome placentaire n'est que l'exagération d'un processus purement physiologique de la grossesse, et la greffe placentaire normale n'est qu'une atténuation de la greffe placentaire cancéreuse. Entre les deux, il y a juste l'intervalle qui sépare la tumeur bénigne du cancer malin. Le chorion, comme la tumeur bénigne, vit en symbiose avec l'organisme maternel, que la réaction protéolytique suffit normalement à protéger. Mais cette symbiose peut parfois devenir le parasitisme le plus envahisseur et le plus redoutable ». On comprend dès lors que certains auteurs, tout en admettant qu'il y a dans le sang des femmes enceintes un ferment qui attaque les albumines placentaires, affirment qu'il s'agit d'un ferment protéolytique ayant une portée plus générale et existant dans nombre de cas pathologiques, en dehors de toute grossesse.

La question se pose donc de savoir si la réaction d'Abderhalden est réellement spécifique de la grossesse ou si elle ne marque pas seulement une défense de l'organisme contre tout élément cellulaire étranger. Mais il faut reconnaître que, si la spécificité de la réaction d'Abderhalden n'est pas encore suffisamment établie, on doit constater combien remarquable est la régularité presque absolue avec laquelle le sérum de femme enceinte attaque le tissu placentaire et donne, par dialyse, une réaction positive à la ninhydrine. S'agit-il réellement d'un ferment spécifique élaboré durant la grossesse et ayant toutes les propriétés des ferments, comme l'affirme Abderhalden ? Y a-t-il des variations considérables dans l'élaboration de ce ferment, et y aurait-il là un moyen de poursuivre des recherches nouvelles dans le champ encore si obscur de la grossesse pathologique, comme semblent l'indiquer les travaux de Rubsamen, Stange,

(1) Maccabruni. — *Annali di ostetricia e ginecologia*, mai 1913.
(2) Nattan-Larrier. — Les tumeurs malignes du placenta *L'Obstétrique,* décembre 1909.
Bazy. — Carcinome placentaire. *Annales de gynécologie et d'obstétrique,* avril 1913.
Proust et Bender. — Congrès de Lille, mars 1913.
(3) Labbé. — L'œuf humain et le cancer. *Revue médicale de Normandie,* juin 1913.

ZAWORSKI ? Pourra-t-on simplifier la réaction sans diminuer sa valeur, comme le pensent WILLIAMS et PEARCE, qui ont obtenu des résultats nets et exacts en remplaçant la dialyse par la mise à l'étuve, pendant 24 heures, du sérum et du tissu placentaire et en essayant, après filtration, la réaction à la ninhydrine ? Faudra-t-il étendre la portée de la réaction et poursuivre les recherches de FAUSER (1), qui s'en servit pour établir des liens entre certaines psychoses et telle modification de sécrétion des glandes internes ? Sera-t-il possible d'expliquer les réactions que donne, d'après certains auteurs, le sérum de femmes non enceintes et, en particulier, de femmes atteintes de tumeurs ? Pourra-t-on déterminer nettement les propriétés biologiques en même temps que la nature de ce ferment qui assurent au sérum des femmes enceintes une réaction positive, dans la réaction d'ABDERHALDEN et établir, comme l'admet STEISING (2), qu'il appartient à la classe des agglutinines bactériolysines, c'est-à-dire inactivés à 58° et pouvant être complémentés avec du sérum frais ? Autant de questions qui appellent de nouvelles recherches ; peut-être celles-ci permettront-elles d'apporter à la clinique des données nouvelles utiles, en même temps qu'elles assureront à l'étude biologique de la grossesse des indications précieuses.

V. — Conclusions.

Dès maintenant on peut, semble-t-il, conclure de l'étude des travaux publiés :

1° La presque unanimité des auteurs s'accordent à reconnaître que la réaction d'ABDERHALDEN est positive durant tout le cours de la grossesse et pendant les 15 jours qui suivent l'accouchement ou l'avortement.

2° Le fait que plusieurs auteurs ont obtenu, en dehors de la grossesse, une réaction positive limite actuellement les applications pratiques qu'on pourrait obtenir de cette réaction.

3° On peut pourtant considérer comme acquis que la réaction d'ABDERHALDEN signale une modification humorale que produit la grossesse. Mais il reste à savoir, d'une part, si cette modification humorale est réellement spécifique de la grossesse ou bien se reproduit dans d'autres cas physiologiques et pathologiques ; d'autre part, si cette modification humorale peut servir à l'étude de certaines toxémies de la grossesse.

(1) FAUSER. — *Deutsche medizinische Wochenschrift,* 1912, n° 38
(2) STEISING. — *Münchener medizinische Wochenschrift,* 1913, n° 28.

Issoudun. — Imp. H. GAIGNAULT, 23, rue Victor-Hugo